刊行にあたって

　2014年に発行された『オールセラミック成功するためのストラテジー　基礎と臨床応用』は，多くの読者からご好評をいただき，オールセラミック修復における基本的な理論と臨床的応用の指針として活用されてきました．それから約10年，歯科材料および技術の進化は目覚ましく，特にモノリシックセラミックに関する研究と臨床応用は著しい進展を遂げています．こうした背景を受けて，最新のデータと知見を反映した新しい書籍として，本書『モノリシックセラミック修復ガイドブック』を刊行する運びとなりました．

　本書では，前著を土台としつつ，モノリシックセラミック修復の特徴および適応症例ごとの修復ガイドに焦点を当てています．歯科医師，歯科技工士，研究者，教育者が最新の情報を共有し，日々の臨床に役立てられるよう，多様な臨床例を網羅しました．また，材料の選択，着色，設計，接着技術および審美性の評価など，多岐にわたる課題に対して，具体的で実践的なアプローチを提示しています．

　本書の執筆には，各分野における専門家が分担し，これまでの臨床経験と研究成果を惜しみなく注ぎ込みました．それぞれの視点が融合した内容は，理論的な理解と実践的な応用を深めるうえで大いに役立つことでしょう．

　私たちは，本書が臨床の現場における新たな指針となり，患者さんへのより良い治療の提供に寄与することを願っています．読者の皆様が，日々の臨床活動の中で本書を活用し，モノリシックセラミック修復の可能性をさらに広げていただければ幸いです．

2024年12月

岡村光信

伴　清治

序文

　前著"オールセラミック修復成功へのストラテジー"を2014年に発刊して以来10年が経ち，今では治療修復計画に陶材焼付冠を入れることがほぼなくなっている．一方でこの10年，ガラスセラミックス，ジルコニアセラミックスによるオールセラミック修復で多くの失敗を繰り返し，試行錯誤しながら日々が経過したのも事実である．

　さらに海外の，あるいは日本の，そして自分自身のオールセラミック研究から，たくさんの臨床へのヒントがえられ，現在ではできることとできないことがようやくわかってきた．

　本書は，その試行錯誤の中，ガラスセラミック修復およびジルコニア修復の適応範囲やその用途，注意点など，実際の臨床における成功や失敗をもとに整理している．

　本書が日常臨床の中でオールセラミック修復を考えるにあたり，少しでもお役に立てれば幸いである．

2024年12月
著者を代表して
岡村光信

CONTENTS

Introduction	ジルコニア前装冠からモノリシックなオールセラミック冠へ至るまで	4

モノリシックジルコニア臨床のポイント

1	形成の注意点	10
2	カラーリングについて知っておくべきこと	14
3	ブリッジの破折を予防するための設計	17
4	接着の注意点	20
5	審美領域におけるマスキング効果	24

適応別モノリシックセラミック修復ガイド

1	前歯部・小臼歯部におけるクラウン修復	32
2	最後方歯ではない大臼歯部におけるクラウン修復	41
3	最後方歯となる大臼歯部におけるクラウン修復	46
4	前歯を含むブリッジ修復	48
5	臼歯部を支台とするブリッジ修復	53

Introduction
ジルコニア前装冠から モノリシックなオールセラミック冠へ至るまで

　最初に，ジルコニアまたはアルミナによる前装冠からモノリシック（単一構造体）なオールセラミック冠へ至るまでの流れを見ておきたい（**図1**）．

　1998年，Ivoclar Vivadent の IPS Empress（リューサイト強化型；**図2**）の第2世代である IPS Empress2（2ケイ酸リチウム含有）が発表された．従来の IPS Empress1 に比較し，曲げ強度は160MPaから400MPaと2.5倍以上になった．それまでの陶材焼付前装冠の前装陶材である長石系セラミックの強度は，IPS Empress1 とあまり変わらない110MPaであったため，従来の陶材前装冠では最後臼歯の咬合面をメタルにしておかないとチッピングや破折が多くなると言われていたが，IPS

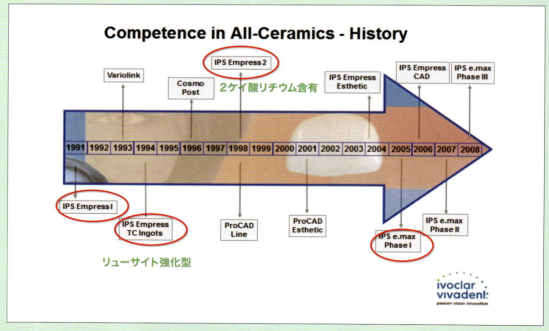

図1　オールセラミックの歴史（Ivoclar Vivadent）

Empress2の高い曲げ強度があれば、最後方歯でなければ臼歯の咬合面においても前装陶材の破折リスクが減少し、臨床において汎用性の高いものになった．

さらに2ケイ酸リチウム系であるIPS e.max（**図3**）として発売されたものは、モノリシック冠として前歯、小臼歯はもちろんのこと、さらには、最後方歯を除く大臼歯部においてさえも十分に応用できるものとして世界を席巻した．

オールセラミック冠としてはもちろんのこと、2012年3月の国際デンタルショーにおいてIPS e.max CADブロックのさらなる進化として、インプラントアバットメントブロック、前歯部ブリッジ用ブロック（3本以上可能）などが紹介され、前歯部

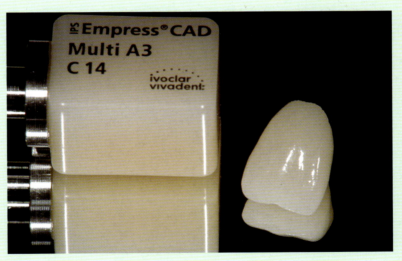

図2　IPS Empress マルチレイヤー CAD ブロック

ブリッジやインプラント上部構造においても審美性の高いものとして広く用いられるようになった（**図4**）．

　一方，ジルコニア冠は1990年代には陶材前装冠のコーピング（**図5**）[1]として臨床応用されたが，2000年代初頭にはジルコニアコーピングにおける前装陶材のチッピングや剥離などの問題が報告された[2〜4]．ジルコニアの前装陶材との接着力が陶材焼付冠に比較して小さいこと[5]や，ジルコニアセラミックスの低い熱伝導性[6]が問題としてあげられ，その接着処理の改善なども報告[7,8]されたが，その問題は十分には改善されるものではなかった[9]．そこで，陶材前装ジルコニア冠としては，デザインを工夫し[10]，咬合面は一部またはすべてジルコニア研磨面とし（**図6**），陶材

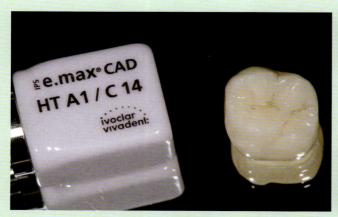
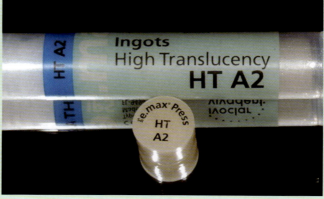

図3 IPS e.max CAD ブロックと IPS e.max Press ブロック

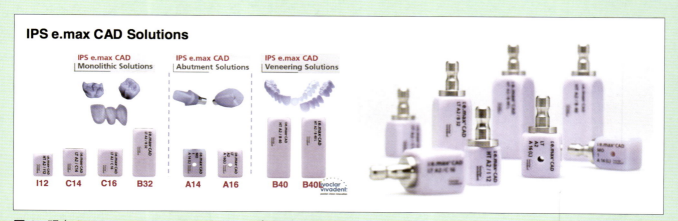

図4 現在の IPS e.max CAD のラインナップ（Ivoclar Vivadent）

前装部のチッピングおよび剥離に対処した．

　2010年代には，ジルコニアモノリシック冠として使用する高透光性ブロック（単色型高透過性TZP）がマーケットに登場し，ステイニングを施すことで前歯部および臼歯部モノリシック冠として応用されるに至った．ただし本書でも，臨床応用の初期のものは，臼歯部においてやや透明感に欠ける．

　2020年代には混合組成積層型ジルコニアが登場し，前歯部・臼歯とも，歯頸部ジルコニア材料（4Y-PSZ）から切縁部ないし咬合面は透明感を出すジルコニア材料（5Y-PSZ）の混合組成積層型ジルコニアブロックは，広く臨床応用されるに至っている．

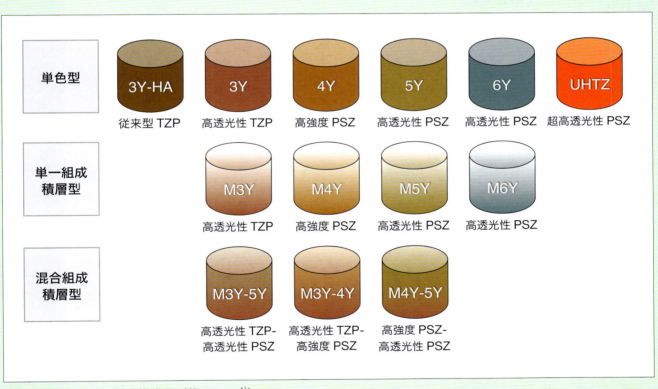

図5　ジルコニアの構成模式図（伴，2024[1])

Introduction

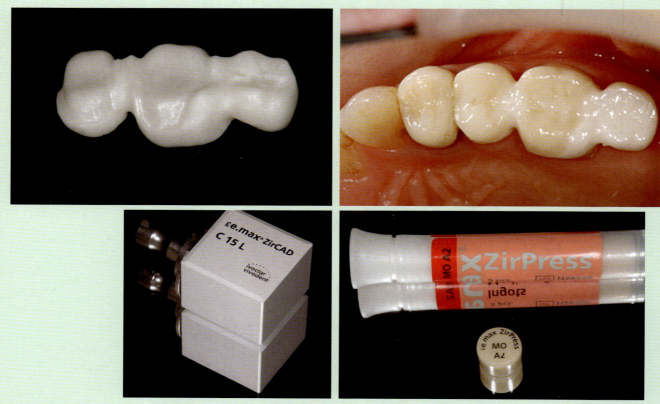

図6 ジルコニアブリッジの頬側面から咬合面部までカットバックデザインとし，陶材前装した
舌側部はバットジョイントとし，咬合力からの剪断加重による前装陶材の破折などを防ぐ．Press材料にて陶材前装した

文献

1) 伴 清治．ジルコニア．補綴臨床増刊号／新口腔内スキャナー入門．馬場一美，疋田一洋編．医歯薬出版，2024; 48-52.
2) Sailer I, et al. Prospective clinical study of zirconia posterior fixed partial dentures: 3-year follow-up. Quintessence Int. 2006; 37 (9): 685-693.
3) Sailer I, et al. Randomized controlled clinical trial of zirconia-ceramic and metal-ceramic posterior fixed dental prostheses: a 3-year follow-up. Int J Prosthodont. 2009; 22 (6): 553-560.
4) Heintze SD, Rousson V. Survival of zirconia- and metal-supported fixed dental prostheses: a systematic review. Int J Prosthodont. 2010; 23 (6): 493-502.
5) Ashkanani HM, et al. Flexural and shear strengths of ZrO_2 and a high-noble alloy bonded to their corresponding porcelains. J Prosthet Dent. 2008; 100 (4): 274-284.
6) Anusavice KJ, Lee RB. Effect of firing temperature and water exposure on crack propagation in unglazed porcelain. J Dent Res. 1989; 68 (6): 1075-1081.
7) Aboushelib MN, et al. Microtensile bond strength of different components of core veneered all-ceramic restorations. Part II: Zirconia veneering ceramics. Dent Mater. 2006; 22 (9): 857-863.
8) Ishibe M, et al. Shear bond strengths of pressed and layered veneering ceramics to high-noble alloy and zirconia cores. J Prosthet Dent. 2011; 106 (1): 29-37.
9) Okamura M, et al. Bond strength between the veneered porcelain and the zirconia frame. IADR Barcelona Spain, July 14 2010.
10) Marchack BW, et al. Customization of milled zirconia copings for all-ceramic crowns: a clinical report. J Prosthet Dent. 2008; 99 (3): 169-173.
11) Marchack BW, et al. Complete and partial contour zirconia designs for crowns and fixed dental prostheses: a clinical report. J Prosthet Dent. 2011; 106 (3): 145-152.

モノリシックジルコニア
臨床のポイント

1 形成の注意点

岡村光信・伴 清治

混合組成積層型ジルコニアの登場

現在の臨床で用いられているジルコニア材料は，イットリアの含有量と構成により13種に分けられる（Introduction，図5，7ページも参照）．イットリアの含有量が増すと，透光性は高くなるが，強度は低下する（**図1**）[1,2]．

イットリアが約3mol%付近の場合は，室温で正方晶が100%近くになり，正方晶ジルコニア多結晶体（Tetragonal Zirconia Polycrystal；TZP）と呼ばれる．強靭化ジルコニアとも呼ばれ，最初に導入された歯科用ジルコニアの主流はイットリア3mol% TZP（Y-TZP）であった．

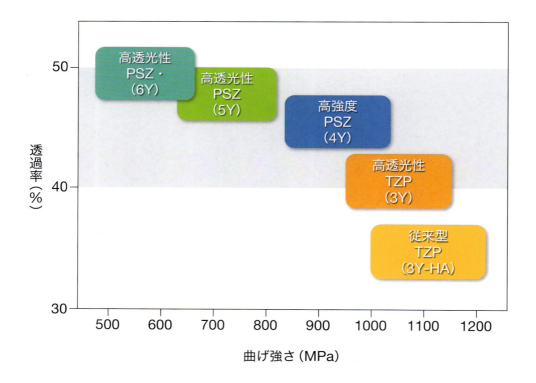

図1 5種イットリア系ジルコニアの曲げ強さの比較（伴，2017[1] および2022[2]）

一方，イットリアが3〜8mol％の場合は，室温で正方晶と立方晶が混在し，部分安定化ジルコニア（Partially Stabilized Zirconia；PSZ）と呼ばれる．近年，同じディスク内でイットリア含有量を変えてグラデーションをつけたジルコニアが登場し，歯頚部には高強度ジルコニア（4Y-PSZ），切縁側には高透光性ジルコニア（5Y-PSZ）の混合組成積層型ジルコニアが臨床でも使用されるようになっている．透光性と強度を勘案しながら，適応する部位に合わせて使用することになる．代表的なメーカーとして，クラレノリタケデンタルと松風の製品について示す（図2）．

モノリシックジルコニアの適応と形成の注意点

　ここでは，支台が生活歯またはレジンコアの場合について述べる．メタルコアの場合は，支台のメタル色に対応する必要がある（24〜30ページ参照）．
　モノリシックジルコニアでは，修復物の厚みは最終的には約1mmあればよいと考えられる．ただし，咬合調整量を考慮した厚みをとっておかなければならない．

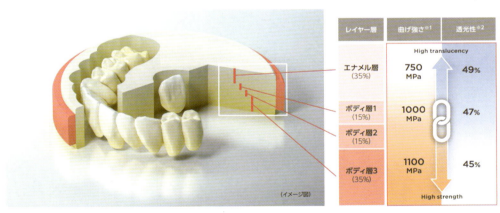

a

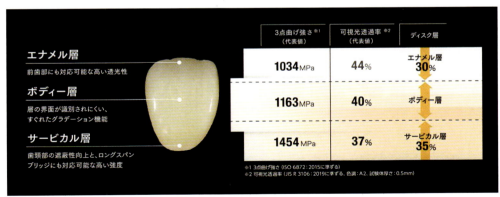

b

図2　混合組成積層型ジルコニア
　　a：KATANA Zirconia YML（クラレノリタケデンタル）
　　b：松風ディスク ZR ルーセント スープラ（松風）

1）前歯部（図3）

　材料は透明感を重視し，高透光性 PSZ の 5Y あるいは 6Y を選択する（図1）．また，歯頸部には 4Y を選択する場合もある．修復物の厚みは唇面で 0.8〜1.0mm であるが，比較的強度の高い 5Y の場合は 0.8mm，そうではない 6Y の場合は 1.0mm と考える．舌面の厚みも同様に 0.8〜1.0mm とする．切縁部に関しては，咬合調整量を考慮して 5Y，6Y ともに 1.0mm 以上が必要である．なお，マージン形成はディープ（ヘビー）シャンファーとする．

2）小臼歯部（図4）

　材料は透明感と強度のバランスに気をつけ，高透光性 PSZ の 4Y あるいは 5Y を選択する（図1）．機能咬頭，中心窩，非機能咬頭のすべてにおいて，1.0mm の厚みとなるようにする．マージン形成はディープ（ヘビー）シャンファーとする．

3）大臼歯部（図5）

　材料は透明感より強度を重視するため，高透光性 TZP の 3Y を選択する（図1）．特に咬合面において咬合調整量を考慮し，機能咬頭は 1.5mm を必要とする．中心窩や非機能咬頭は 1.0mm とるようにする．マージン形成はディープ（ヘビー）シャンファーとする．

文献
1) 伴　清治. ジルコニアの種類. CAD/CAM マテリアル完全ガイドブック. 医歯薬出版, 2017；14-20.
2) 伴　清治編著. 補綴臨床別冊／ジルコニア修復の常識と鉄則. 医歯薬出版, 2022；66.

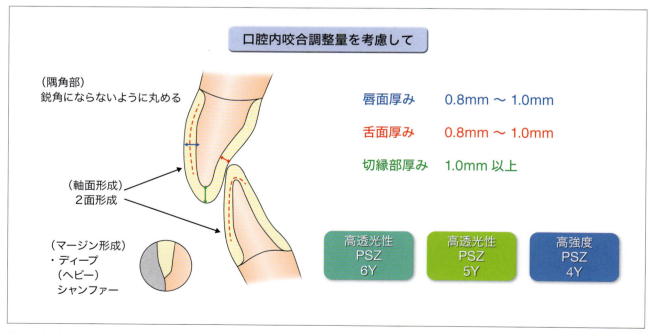

図3　前歯部モノリシッククラウンの形成

1 形成の注意点

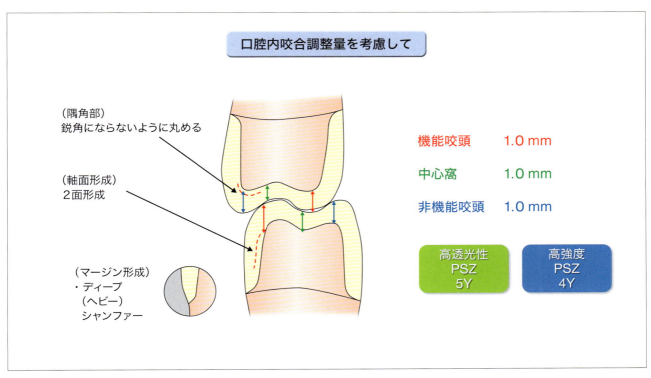

図4 小臼歯部モノリシッククラウンの形成

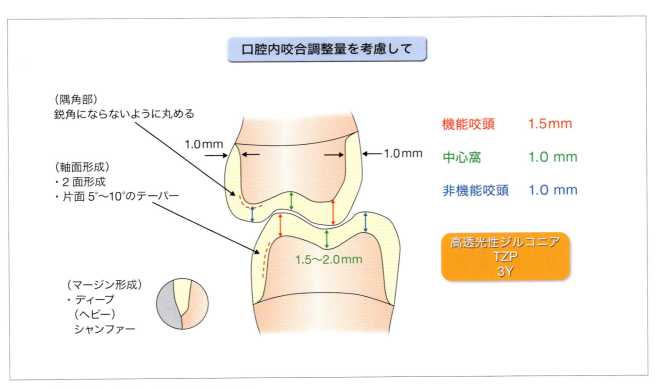

図5 大臼歯部モノリシッククラウンの形成

13

2 カラーリングについて知っておくべきこと

宇佐美秀明・岡村光信

　以前のセラミック修復では，単体では天然歯に近い色調は再現できないため，陶材前装により天然歯に近づけていた．しかしながら，混合組成積層型ジルコニアなどの登場により（10〜11ページ参照），モノリシックであってもディスクにグラデーションがついていることで，天然歯に近い修復物を製作することが可能となった．

　とはいえ，以前の陶材前装と同じレベルでの色調の再現は難しく，必要に応じてカラーリングにより天然歯の色調に近づけることになる．審美領域であればより天然歯の色調に近づける必要が生じ，臼歯部などでは強度を優先するため審美的なニーズに応えづらいためである．

　カラーリングについては，基本的には歯科技工士に依頼する作業であり，可児章人氏による成書[1]ではラボサイドでの高いレベルの注意点などが詳細に述べられている．具体的な内容については，それら成書を参照いただきたい．本書においては，チェアサイドで知っておきたい大きな流れについて述べる．

　プレシンター（ジルコニア焼成前）カラーリングの方法としては二つの方法があり，一つの方法は，浸透着色液にミリングが終わったジルコニア製作物をつけ込み，液をしみ込ませその後焼成する方法，もう一つの方法は，Luxen Coloring Liquid（日本歯科商社）を使って筆による部分的に異なる色を用いた方法である（図1〜7）．前者の方法は，単色でしかカラーリングができず，後者はより細かくカラーリングが可能である理由から，筆者らは最近はこの後者の方法を行っている．

　使用しているジルコニアは松風ルーセント Supra で前歯から臼歯，インレーまで使用できる．今回は A3 のカラーリングを使用した．ルーセント Spura はエナメル系のカラーリングリキッドを使うと白く仕上がることがある．カラーリングをすることによって，本来ジルコニアのもつ透明感は失われる．できるだけルーセント Supra がもっている透明感を使用したいので，今回は A3 のリキッドのみを使用し，後はステインで調整している．

　また，支台歯が強い変色時，あるいはメタルコアなどのときには，内面に White Opaque，Amber を使用して遮断している．

文献
1) 可児章人．ジルコニアプレシンターカラーリングテクニック．医歯薬出版，2021.

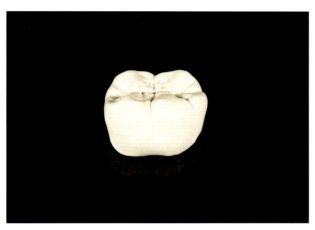

図1 ミリング後のジルコニア大臼歯部クラウン

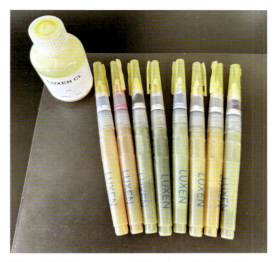

図2 筆者はLUXENジルコニアカラーリキッド（日本歯科商社）を使用している

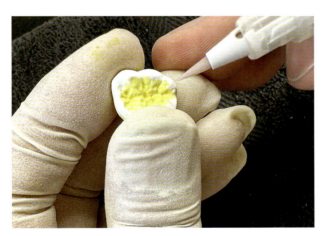

図3 カラーリングリキッド塗布

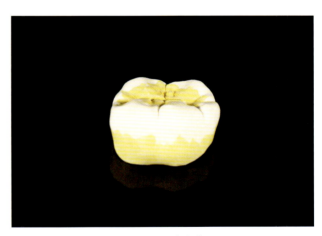

図4 カラーリングリキッド塗布後

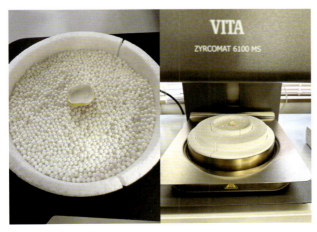

図5 焼成．筆者はVITAのZYRCOMAT 6100 MSを使用している

2 カラーリングについて知っておくべきこと

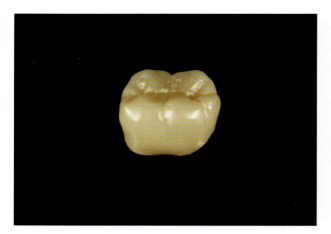

図6 カラーリングリキッド焼成後

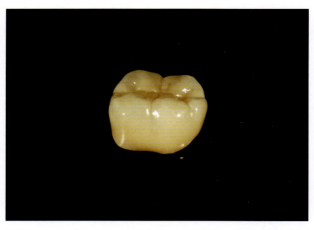

図7 ステインにより咬合面, 歯頸部における色を調整後

3 ブリッジの破折を予防するための設計

岡村光信・伴　清治

　近年，臼歯部ブリッジ材料には，患者の審美的要求と CAD/CAM 技術の発展があり，さらに製作方法の利便性から，混合組成積層型ジルコニア材料が選択されることが多くなった．それとともに，ブリッジの破折も多くなったと思われる．

　1980 年代，オールセラミックブリッジ修復の材料として出されたインセラムによる前歯部ブリッジの接合部の破折が報告されたように，今日さらに強度が高くなったとされるジルコニア材料においても，ブリッジのポンティック部と支台歯部分との接合部付近での破折が報告されている（図 1 〜 6）．

　その原因にあげられるのが，
①接合部の断面積の大きさ[1〜3]
②接合部付近の咬合面の厚み
③ポンティック接合部の歯肉側鼓形空隙のカーブの半径
④ジルコニアの焼成条件

　そして見落とされやすいのが，
⑤ジルコニア修復物の内面をサンドブラストした後に，相転移した単斜晶を正方晶に回復させるための熱処理
である．

　接合部では，咬合面に圧縮応力が加わり，頬舌側では引張応力が，発生することとなる（図 7）．接合部の形状については，①③について図 8 〜 10 を参考にすると，より破折に対しての抵抗が大きいと思われる．

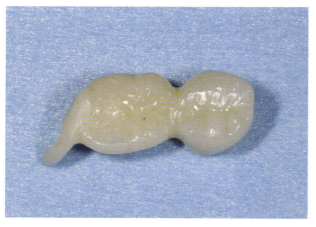
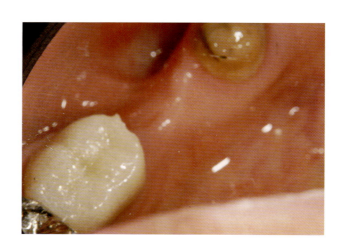

図1, 2　ジルコニアブリッジ装着2カ月後に破折来院

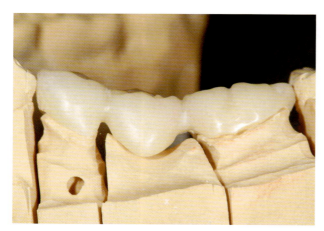
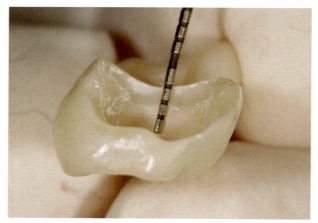

図3, 4　ポンティック接合部付近の咬合面の厚みは咬合調整前で1.5mmあり、歯肉側鼓形空隙のカーブの半径も比較的大きく、ストレス分散での条件は満たしている。一方、接合部付近の近心面の軸壁の高さは、3mm程度しかなかった

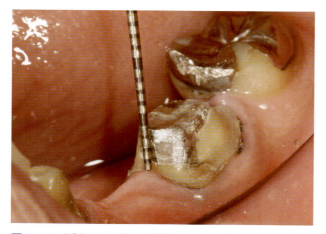
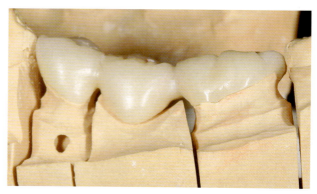

図5, 6　近心マージンの再形成と、ブリッジの再製作を行った。近心マージンを歯肉縁下に形成し、接合部付近の近心面の軸壁の高さは4mm弱を確保した

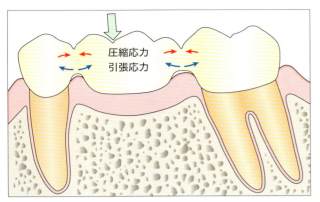

図7 連結部の咬合面側では圧縮応力，頬舌側では引張応力が働く（Esquivel-Upshawほか，2004[3]）

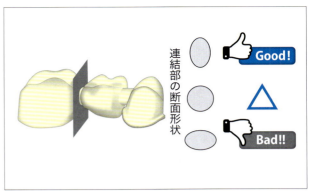

図8 断面の形状では，同じ断面積でも横（頬舌側）より縦（近遠心）が長いほうがよい．すなわち，図1～6の症例に関しては，接合部の高さが3mmから4mmになることで，ストレスが50%減少することが実験により報告されている（Esquivel-Upshawほか，2004[3]および伴，2022[1]）

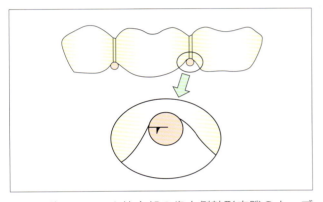

図9 ポンティック接合部の歯肉側鼓形空隙のカーブの半径（SaranBabuほか，2019[4]）をもとに作成）

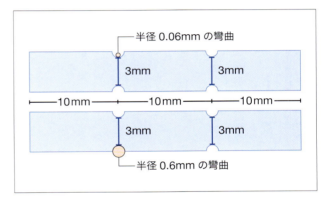

図10 2種類の接合部デザイン．接合部鼓形空隙の彎曲の半径が大きいほうが，小さいものより加わる力の分散が大きいことが報告されている（Plengsombutほか，2009[5]をもとに作成）

文献

1) 伴　清治．補綴臨床別冊／ジルコニア修復の常識と鉄則．医歯薬出版，2022．
2) 岡村光信ほか．ジルコニアクラウン＆ブリッジレストレーションを考える．歯界展望．2013；121（6）：1050-1062．
3) Esquivel-Upshaw JF, et al. Clinical performance of a lithia disilicate-based core ceramic for three-unit posterior FPDs. Int J Prosthodont. 2004; 17（4）: 469-475.
4) SaranBabu KA, et al. Influence of radius of curvature at gingival embrasure in connector area on stress distribution of three-unit posterior full-contour monolithic zirconia fixed partial denture on various amounts of load application: A finite element study. J Int Soc Prev Community Dent. 2019; 9（4）: 338-348.
5) Plengsombut K, et al. Effect of two connector designs on the fracture resistance of all-ceramic core materials for fixed dental prostheses. J Prosthet Dent. 2009; 101（3）: 166-173.
6) Kamposiora P, et al. Stress concentration in all-ceramic posterior fixed partial dentures. Quintessence Int. 1996; 27（10）: 701-706.
7) Kelly JR, et al. Failure of all-ceramic fixed partial dentures in vitro and in vivo: analysis and modeling. J Dent Res. 1995; 74（6）: 1253-1258.
8) Sorensen JA, Cruz M, Mito WT, Raffeiner O, Meredith HR, Foser HP. A clinical investigation on three-unit fixed partial dentures fabricated with a lithium disilicate glass-ceramic. Pract Periodontics Aesthet Dent. 1999; 11（1）: 95-106; quiz 108.
9) Oh WS, Anusavice KJ. Effect of connector design on the fracture resistance of all-ceramic fixed partial dentures. J Prosthet Dent. 2002; 87（5）: 536-542.
10) Hafezeqoran A, et al. Effect of connector size and design on the fracture resistance of monolithic zirconia fixed dental prosthesis. J Dent Res Dent Clin Dent Prospects. 2020; 14（4）: 218-222.

4 接着の注意点

岡村光信・伴　清治

　ここでは接着に関して，特にジルコニアに焦点をあてて解説していきたい．

　Quigleyら[1]のシステマティックレビューでは，ジルコニアには前処理として50μmのアルミナ粒子を0.1〜0.25MPaの圧でブラストを行い，さらにリン酸エステルモノマー（MDP）を有するレジンセメントを使用することがよいとされており，参考としている．

試適後のクリーニング

　モノリシックジルコニア冠の口腔内試適後，適切なクリーニングは非常に重要である．試適時に唾液がジルコニア表面に付着することで，MDP含有接着材との接着力が低下する可能性がある．接着に必要な化学反応が先に生じてしまうからである．試適後，後述のサンドブラストをするのが最適とされているが，その設備がない場合は市販されている専用のジルコニア用汚染除去剤（例：Ivocleanなど）を使用すると効果的にクリーニングできる．修復物内面に塗布して20秒待ち，水洗・乾燥するだけで良い．

サンドブラスト

　筆者は，口腔外バキュームを利用したチェアサイドのサンドブラストでは，ブラスターにアドプレップ（モリタ）を使用している．本機の圧力計に色をつけ，使用する材料によってCAD/CAM冠は青色の0.15MPa，ジルコニアは緑色の0.25MPa，メタルは黄色の0.4MPaとするようにしている．色分けはブラスターの横にも貼り，わかりやすくしている（図1）．

　ジルコニアの接着に関して，最近はジルコニアエッチング溶液が存在している．これに関してSadid-Zadehら[2]は，ジルコニアエッチング溶液（フッ化水素酸，塩酸，硫酸，硝酸，リン酸の混合液）と，従来のサンドブラスト処理を比較したところ，ジルコニアエッチング溶液を使用してもサンドブラスト処理以上の効果は得られなかったとしている（図2）．したがって現在においては，サンドブラストを選択するのがよいと考えている．

接着材の選択

　先ほどのQuigleyら[1]のシステマティックレビューから，MDP含有の接着材を選択する．筆者は，パナビアV5ペースト（クラレノリタケデンタル）のブラウン，ユニバーサル，オペークの3色を使

い分けている（図3）．

　接着材の選択による歯冠色の調整を，症例を供覧しながら解説する（図4）．本症例は⑦⑥⑤④ブリッジであるが，⑤｜がレジンコアであるのに対し，⑦④｜はメタルコアであったため，歯冠色の心配があった．さらに，装着するジルコニア補綴物についても，④｜頬側面の厚みが1mm，⑦｜咬合面の厚みも1mmと，特に⑦｜のメタルコアをマスクすることに心配があった．そこで接着材の選択に際し，⑤④｜はユニバーサル色を選択したのに対し，⑦｜はオペーク色を選択することで，⑦｜の歯冠色を明るくした．また，14〜16ページで紹介したようにプレシンタリングの段階でカラーリングする方法もある．

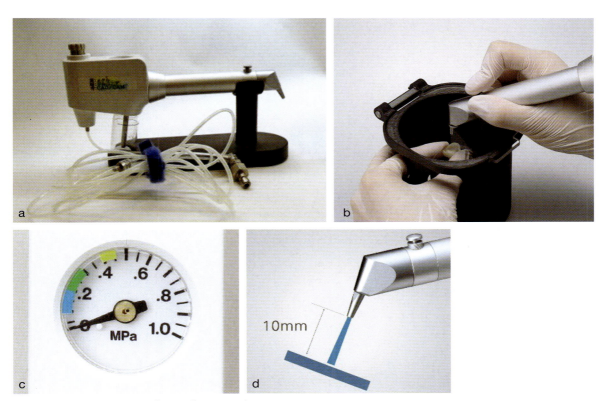

図1 ブラスター（アドプレップ，モリタ）
　a：材料ごとの圧力を色で示す，b：サンドブラスト，c：圧力計に各々の材料における圧の強さを色で示す（青：CAD/CAM冠，緑：ジルコニア冠，黄：金属冠），d：被圧体までの適正な距離10mm（b〜dはモリタ提供）

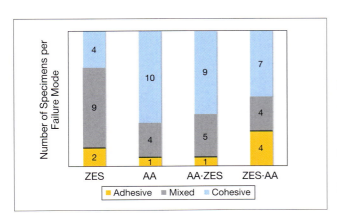

図2 ジルコニアエッチング溶液を使用した場合のジルコニアとレジンセメントの接着強さ（剪断力）（Sadid-Zadehほか．2021[2]）
　AA：サンドブラスト処理（50μmアルミナ，0.3MPa，20秒）＋超音波＋アルコール洗浄5分
　ZES：エッチング溶液2時間＋超音波アルコール洗浄5分
　4グループとも，有意差はなかった

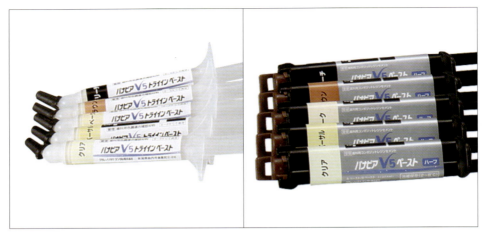

図3 パナビアV5ペースト（クラレノリタケデンタル）

図4 接着材の選択により歯冠色を調整した症例

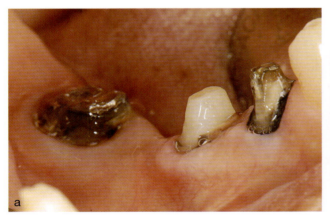

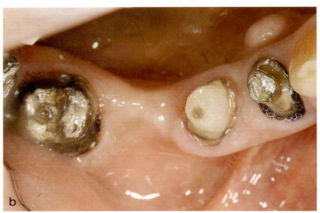

a,b：支台歯の状態．7̄4̄はメタルコア，5̄はレジンコア

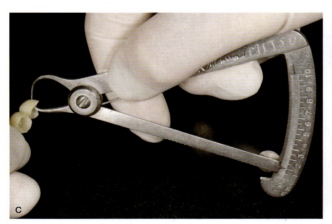

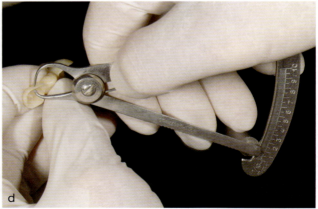

c,d：4̄のメタルコア支台に対してのジルコニア頬側面の厚みが1.0mmしかなく，7̄の咬合面の厚みも1.0mmしかない

4 接着の注意点

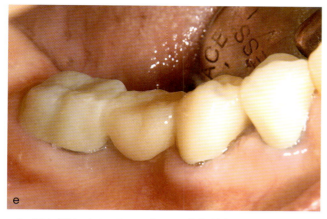
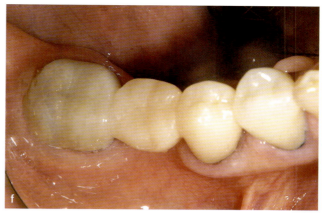

e, f：特に7̄において，メタルの暗さが出てしまっている

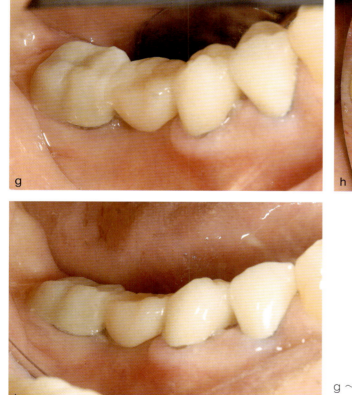
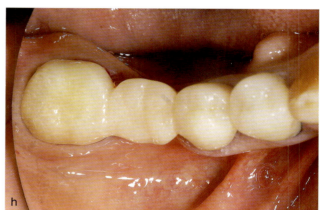

g〜i：7̄のセメントをオペーク色にすると，格段に明るくなった．なお，5̄4̄はユニバーサル色を使用している

文献

1) Quigley NP, et al. Clinical efficacy of methods for bonding to zirconia: A systematic review. J Prosthet Dent. 2021; 125（2）: 231-240.
2) Sadid-Zadeh R, et al. Effect of zirconia etching solution on the shear bond strength between zirconia and resin cement. J Prosthet Dent. 2021; 126（5）: 693-697.

5 審美領域におけるマスキング効果

岡村光信・伴　清治

はじめに

　ジルコニアなどのオールセラミックス材料は，陶材前装を施すことのないモノリシッククラウンとして，前歯部をはじめとする審美領域への選択肢の一つとしても確立されつつある．その色調および透光性は，ガラスセラミックスや陶材前装ジルコニアとも遜色ないことが，その大きな理由である．

　筆者らは，臨床で遭遇するファイバーポストおよびレジンコアに変更できないメタルコアの上に，高透光性ジルコニアクラウンにステインを施して使用した場合を想定し，支台のマスキング効果について歯冠色コアを比較対象として検討した[1]．また，陶材前装ジルコニアクラウンおよびプレス加工の2ケイ酸リチウムクラウンについても同様の比較検討を行った．

材料および方法

　使用した材料は，上顎顎態模型（E50-500A，ニッシン）および上顎右側中切歯支台歯窩洞形成模型歯（ポストクラウン A50-118，ニッシン）上に，マージン部の厚み1.5mm，歯冠中央部1.5mmでカットバックを施し，ワックスポストコアを作製した（図1）．通法に従い埋没および鋳造し，12%金銀パラジウム合金（GC キャストウエル，ジーシー）によるメタルポストコアを作製した（図2a）．

　さらに比較対象として，CAD/CAM 用ハイブリッド型レジンブロック A2色（松風ブロック HC，A2HT，松風）を材料として，CAD/CAM 技工用システム in Eos X5（Sirona）によりメタルコアのスキャニングおよびミリング加工を施し，メタルコアと同じ大きさの A2色レジンポストコアを作製した（図2b）．

　以上，2種類のポストコアに対し右側中切歯クラウンのワックスアップの後，モノリシックジルコニアクラウンとして松風ディスク ZR-SS ルーセント 5L ライト（松風）を（図3a），および2ケイ酸リチウムクラウンとして松風ヴィンテージ LD プレス MT（松風）を（図3b），ジルコニア陶材前装クラウンは前装のためのカットバックを施し，ジルコニア前装用フレーム（松風ディスク ZR-SS カラードピーチミディアム，松風）により製作した（図3c）．

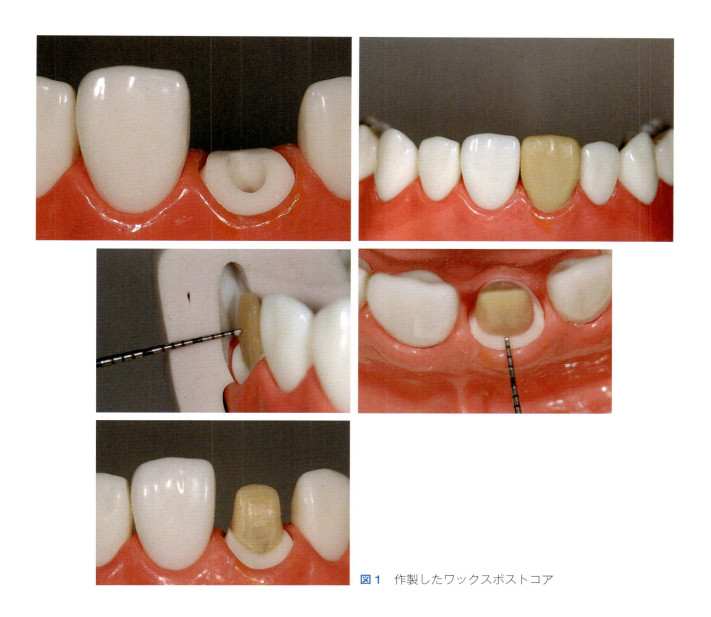

図1 作製したワックスポストコア

図2 作製したポストコア(a:メタル,b:レジン)

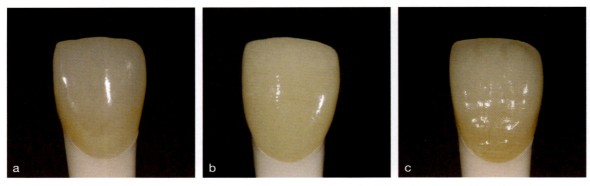

図3 右側中切歯クラウン（a：モノリシックジルコニア，b：2ケイ酸リチウム，c：陶材前装ジルコニア）

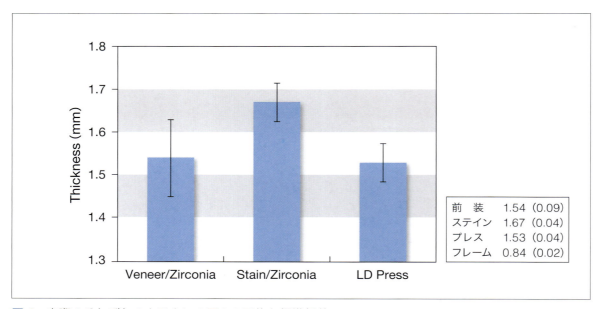

図4 実際のそれぞれのクラウンの厚みの平均と標準偏差
　　モノリシックジルコニアクラウンは，厚み1.67mmとほかの2種類より若干厚いものの，標準偏差も小さく，厚みのばらつきが小さいことがわかる

　それぞれの標本は，サイズを一定にするためクラウンワックスアップをスキャニングしCAD/CAM加工にて製作し，クラウンの歯冠中央部の厚みは1.5mm，内面スペースは50μm（0.05mm）とした（図4）．陶材前装ジルコニアにはヴィンテージZR（松風）を用いて前装を施した．一方，モノリシックジルコニアと2ケイ酸リチウムには陶材前装の歯冠色に可能なかぎり近づくようにステインを施した．
　それぞれ5個のクラウン，合計15個のクラウンを作製した．マスキング効果を評価するため，各

5 審美領域におけるマスキング効果

色差の程度の評価	ΔE
きわめてわずかに異なる（trace）	0〜0.5
わずかに異なる（slight）	0.5〜1.5
感知し得るほどに異なる（noticeable）	1.5〜3.0
著しく異なる（appreciable）	3.0〜6.0
きわめて著しく異なる（much）	6.0〜12.0
別の色系統になる（very much）	12.0以上

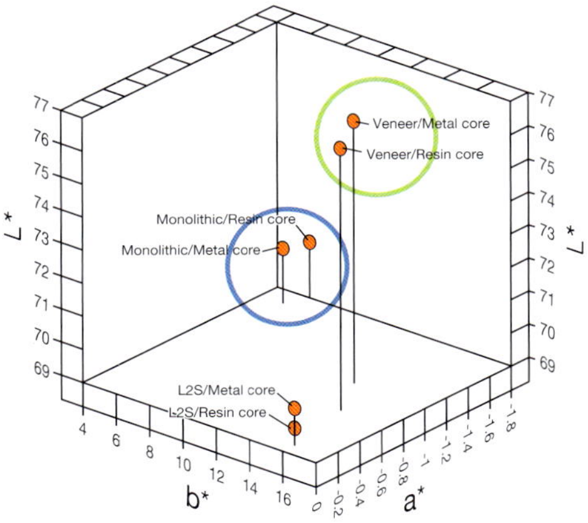

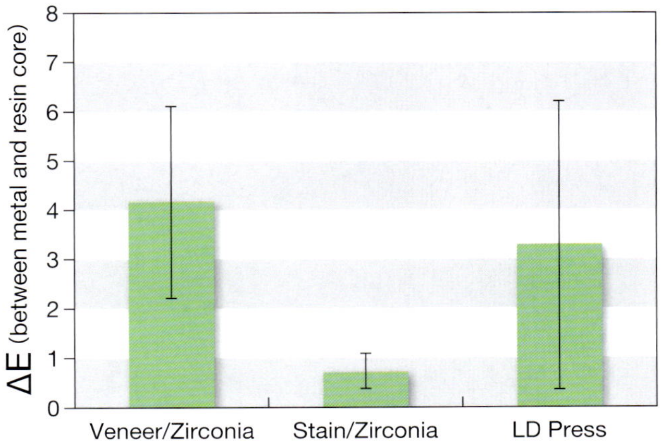

前装 4.15 ± 0.83　ステイン 0.74 ± 0.35　プレス 3.28 ± 2.91

図5　ΔEコア材料別の色差

試料の色調および色差ΔEを，歯科用色彩計（シェードアイNCC，松風）を用いて測色した．測色結果はXYZおよびL*a*b*表示にて数値化して統計処理を行った．

結　果

　2種類のコア材料の色調を測定して基準とし，それぞれに3種類のクラウンをのせた場合の色差を，L*a*b*座標および棒グラフΔEで表す．

　メタルコア，レジンコアそれぞれのコアに3種類のセラミッククラウンをのせた場合の色差ΔEは（**図5**），陶材前装ジルコニアが4.15±1.95，2ケイ酸リチウムが3.28±2.91，モノリシックジルコニアが0.74±0.35であった．陶材前装ジルコニアをメタルコアとレジンコアに装着したものの色差ΔEが最も大きく，一方，モノリシックジルコニアの場合のコアによる色差ΔEは最も小さかった（**図6**）．

27

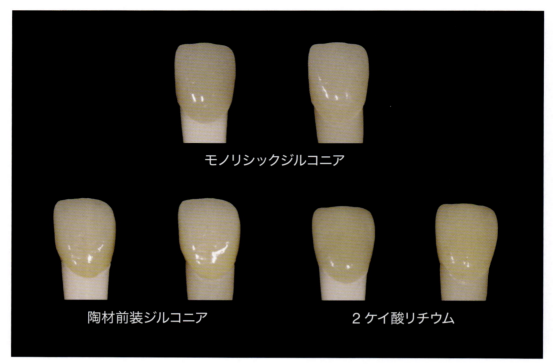

図6 視覚的な色差
　カメラのフラッシュライト反射でわかりづらいところがあるが，陶材前装ジルコニアおよび2ケイ酸リチウムの場合，コア材料の違い（それぞれ左がメタルコア，右がレジンコア）で視覚的には明度の差を感じる

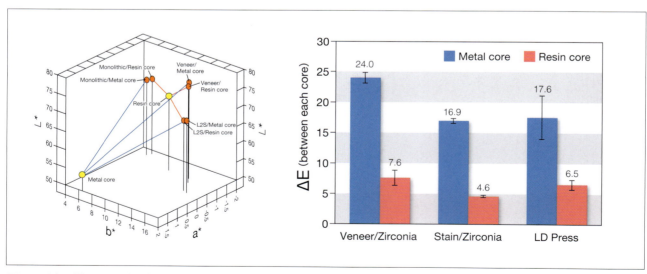

図7 それぞれのコア材料を基準とした場合の色差
　メタルコア：陶材前装ジルコニア 24.01 ± 0.84，モノリシックジルコニア 16.94 ± 0.40，2ケイ酸リチウム 17.56 ± 3.59
　レジンコア：陶材前装ジルコニア 7.60 ± 1.24，モノリシックジルコニア 4.60 ± 0.16，2ケイ酸リチウム 6.55 ± 0.81

5 審美領域におけるマスキング効果

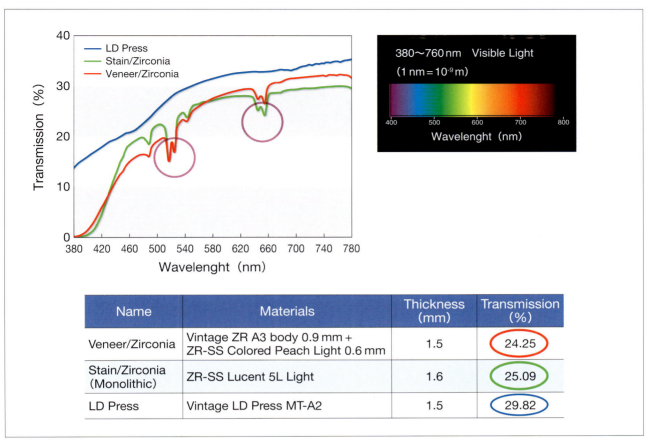

図 8 光透過スペクトル測定（可視光線 380 〜 780nm の範囲）
　モノリシックジルコニアは着色剤のエルビウムに起因する吸収が 520nm および 650nm 付近にあり，陶材前装ジルコニアよりも平均透過率はわずかに大きい．また，モノリシックジルコニアは 380 〜 430nm の短波長での吸収が大きく，580 〜 780nm では透過率がほぼフラットであり，支台である金属と歯冠色レジンの影響は小さい．2 ケイ酸リチウムは全波長域での透過率が高く，支台の色の影響が大きい

　L*a*b* 座標のグラフ（図 7）でみると，モノリシックジルコニアは L 値がほぼ一緒で，明るさは変わらない．一方，陶材前装ジルコニアでは L 値に違いが見られる．つまり，モノリシックジルコニアが最もコアの影響を受けにくく，陶材前装ジルコニアが最もコアの影響を受けやすいことがわかった．これは光の透過特性，すなわちマスキングの機構が異なるためと思われる．
　つまり，陶材前装ジルコニアおよび 2 ケイ酸リチウムでは，メタルコアおよびレジンコアともに，b* 値が大きくプラス方向（黄色方向）へ変化している．さらに，メタルコアの L 値のほうが高くなっている．一方，モノリシックジルコニアでは b* 値の変化は少なく，コアの材質による L 値の変化もほとんどない．これらの透過特性の違いより，色差が決定されたと考えられる．
　さらに，可視光線 380 〜 780nm の範囲で，光の散乱スペクトル測定をした（図 8）．透過スペクト

29

ルから判断すると，モノリシックジルコニアは着色剤のエルビウムに起因する吸収が520nm および 650nm 付近にあり，陶材前装ジルコニアよりも平均透過率はわずかに大きいが，380 〜 430nm 短波長域での吸収が大きく，500 〜 780nm では透過率がほぼフラットになる．コアの金属と歯冠色レジンの反射の影響が小さいものと考えられる．一方，2 ケイ酸リチウムは全波長域での透過率が高く，下地の影響の大きいことが理解できる．

おわりに

　モノリシックジルコニアは光散乱の要素が大きく，コアの影響が最も小さく，また厚みに関しては CAD/CAM 加工により一定に制御しやすいため，バラツキが小さいものと思われる．実際に L*a*b* の値のバラツキも小さくなっていた．一方で，2 ケイ酸リチウムおよび陶材前装ジルコニアは厚みの制御が難しく，バラツキが大きくなったものと推定される．

　また，陶材前装ジルコニアのフレームの厚みは 0.6mm を必要としたため，マスキング効果が低下したものと思われる．モノリシックジルコニアクラウンは，状況によってはメタルコアが除去できずに使用した場合においても，メタルコアの金属色のマスキング効果は期待できることが示された．

　臨床において混合組成積層型のモノリシックジルコニアクラウンに隣在歯と色調を合わせて，ステインを施した場合，状況によってはメタルポストコアが除去できずに使用した場合においても，メタルのマスキング効果は期待でき，隣在歯に色調を合わせることが可能であることが示された．

文献

1）岡村光信, 横須賀正人, 清水博史, 鱒見進一, 伴　清治. 高透光性マルチレイヤーモノリシッククラウンのマスキング効果. 歯科材料・器械. 2017；36(5)：361.

適応別モノリシックセラミック修復ガイド

前歯部・小臼歯部におけるクラウン修復

　前歯部・小臼歯部の修復計画は，審美的な観点が重要となる．したがって，レジンコアに対しては，2ケイ酸リチウムおよびジルコニアの両方が選択できる．一方，メタルコアの場合は，審美性の観点からジルコニアを選択すべきである．ただし，オペーク色のフロアブルレジンによってマスキングすること，あるいはまた，厚みが十分あるものであれば，透光性がやや落ちる2ケイ酸リチウムを選択することも可能になる．

症例1　前歯部　レジンコア　2ケイ酸リチウム

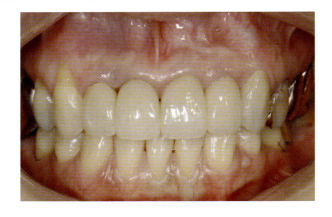

　2|2の4歯は，レジンコアに対し2ケイ酸リチウムのクラウンを装着した．なお，|3は生活歯に2ケイ酸リチウムのラミネートベニアであり，比較が可能である．

症例2　小臼歯部　レジンコア　2ケイ酸リチウム

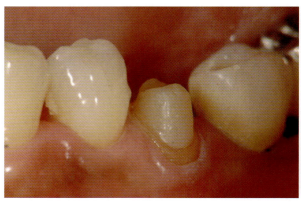 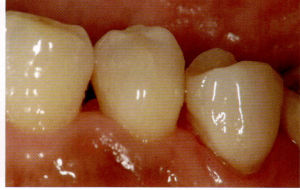

　|4のレジンコアに対し，2ケイ酸リチウムのクラウンを装着した．セラミックの厚みが十分であれば，切縁の透明感なども含め，天然歯に近い色調を期待できる．

症例 3　前歯部　レジンコア　ジルコニア

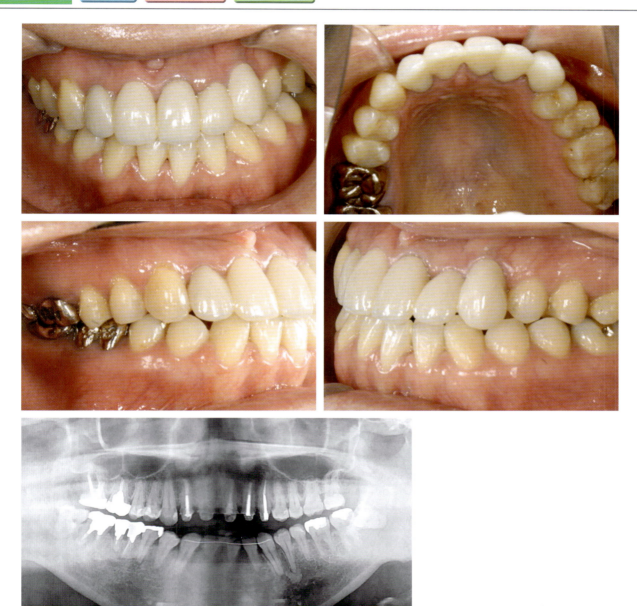

　矯正治療終了後の後戻りを防ぐ意味で，6前歯部固定するために，ジルコニアクラウンの連結固定とした．2ケイ酸リチウムでは加圧加工の点から3ユニットが限界であるため，ジルコニアを選択した．
　症例1のレジンコアによる2ケイ酸リチウム修復や，天然歯である本症例の下顎6前歯の色と比較すると，天然歯に近い色調の再現性に差がある．

症例 4 小臼歯部 レジンコア ジルコニア

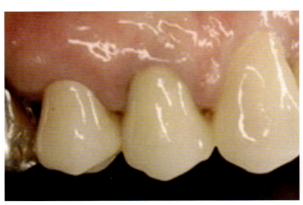
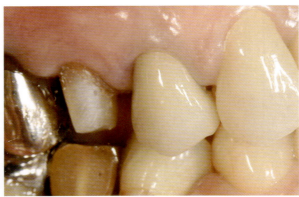

　5|がジルコニアクラウン．4|は2ケイ酸リチウムであるので，比較ができる．5|のジルコニアの選択としてはマルチレイヤリングブロックを使用し，小臼歯で単冠であることを考慮して，ブロック内では強度は小さくなっても透明感の高い部分でのポジショニングとした．

　支台歯がレジンコアであり，さらにステイニングを行ったこともあり，4|の2ケイ酸リチウムと遜色ない透明感のあるジルコニアクラウンとなった．

参考症例 1　メタルコアとレジンコアの比較

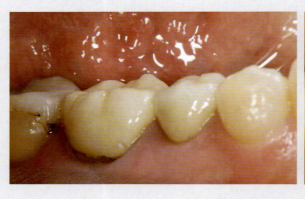
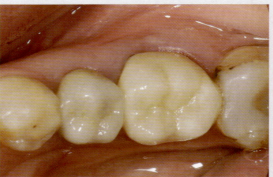

　|5のメタルコアに対し，2ケイ酸リチウムのクラウンを装着した．|6はレジンコアに2ケイ酸リチウムのクラウンを装着しており，比較すると咬合面部のメタルコアの暗さがわかる．

症例 5 前歯部 メタルコア ジルコニア

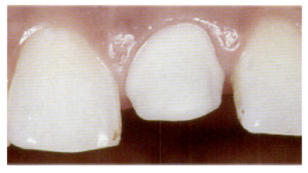
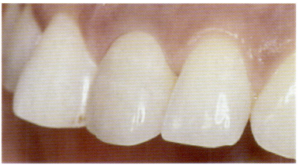

1996年，1̲のメタルコアに対し，100％アルミナコーピングに陶材前装によるクラウンを装着した．

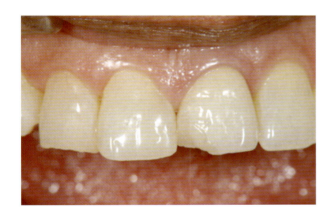

2015年，下顎前歯の矯正治療後，下顎前歯の叢生が改善されたが，陶材前装部の破折につながった．前歯誘導時に1̲の切縁部のみに過大な力がかかったためと考えられる．

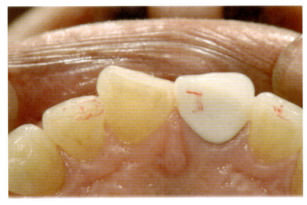
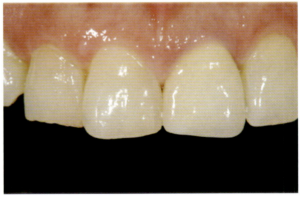

再製作を行うにあたり，力がかかって破折したと考えられる前歯誘導面は，ジルコニア単体の鏡面研磨とした．ただし，左側切縁部のみは透明感を出すため，カットバックして陶材前装ジルコニアクラウンで対応した（2015年当時，ジルコニアクラウンは陶材前装修復であった）

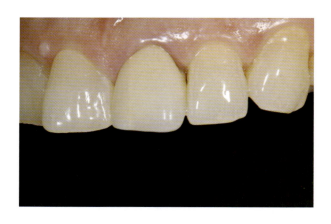

陶材前装によるジルコニアクラウンが装着されていたが，6年後の2021年，遠心歯頸部のマージンが下がってきた．

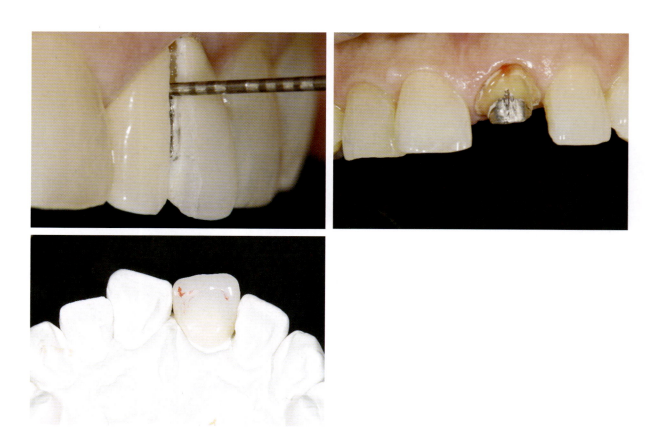

モノリシックジルコニアによる再製作を行うこととした．クラウンの厚さは1.6mmあるので，筆者らによる審美領域におけるモノリシックジルコニアのマスキング効果についての研究結果からも，メタルコアのマスキングは可能である（24〜30ページ参照）．

1 前歯部・小臼歯部におけるクラウン修復

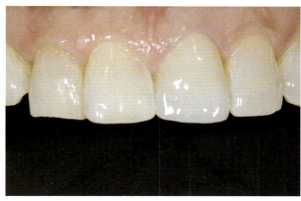
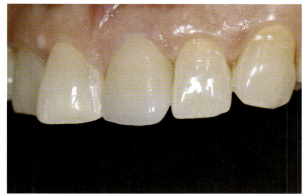
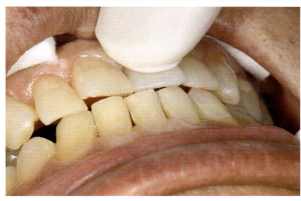

　前歯誘導時の1カ所における過大な力を防ぎ（35ページ参照），切縁チッピング防止のため，下顎前方運動の咬合接触点においては，複数歯のガイドになるよう咬合調整を行った．3年後の2024年，チッピングなどの問題はなく経過している．本症例からも，モノリシックジルコニアにてメタルコアに対応可能なことがわかる．

参考症例 2　メタルコアに対するマスキングの比較

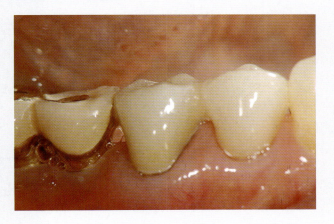

　$\overline{4}$の動揺を訴えるため，$\overline{54}$のジルコニアクラウンを連結した．$\overline{4}$は支台歯の大きさがクラウン維持に不十分であると判断し，メタルコアにコンポジットレジンを築盛し，クラウンを装着した．一方，$\overline{5}$はメタルコアのままクラウンを装着した．比較すると，$\overline{5}$の頬側面の厚みが，マスキングに必要な最低限1.5mm以下（24～30ページ参照）であり，マスキングが不十分であることがわかる．

症例 6 小臼歯部 メタルコア ジルコニア

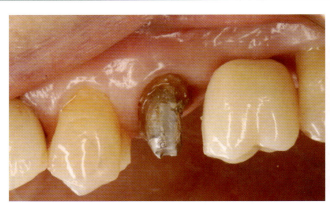
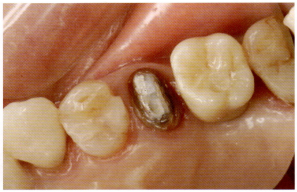

　支台歯がメタルコアであるため，マルチレイヤリングのジルコニアブロックを選択した場合は，レジンコアの場合と異なり，ブロック内でのポジショニングは透明感の強い部分を避ける工夫も必要となる．

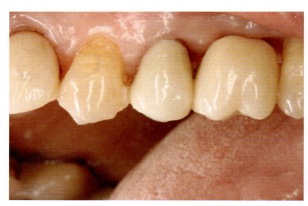
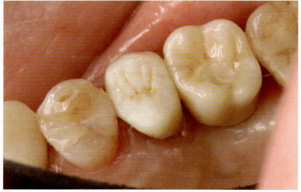

　本症例における形成の反省点としては，頬側の形成量をもう少し増やして軸壁部の厚みを 1.6mm 以上にすること，歯冠高径は十分であるので咬合面削除量を増やし，咬合面の厚みも 2.0mm ぐらいにすれば，2ケイ酸リチウムの場合に等しい透明感が得られたと考える．

1 前歯部・小臼歯部におけるクラウン修復

参考症例 3 **メタルコアに対する2ケイ酸リチウムの対応法**

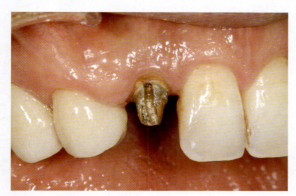

術前のメタルコア

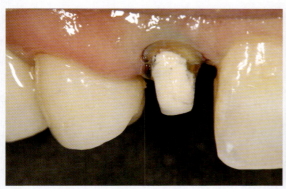

フロアブルレジンによるマスキング

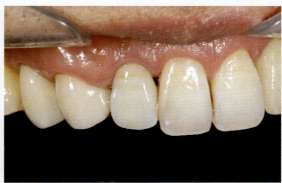

クラウン装着後

3|のメタルコアに接着処理を行い，フロアブルレジンのマスキングカラーシェードを使用してマスキングを行うことで対応も可能である．

1 前歯部・小臼歯部におけるクラウン修復

参考症例 4 動揺歯への対応

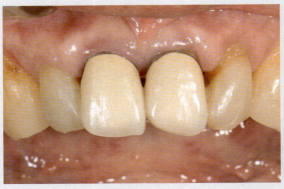
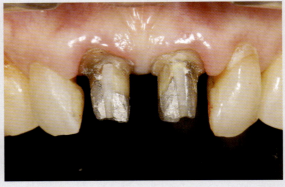

術前の陶材焼付金属冠．本症例は前歯部を打撲しているため，わずかな動揺がある．そのためジルコニアの連結冠とし，2|2 が舌側にてわずかに支えるよう，1|1 の遠心隣接面舌側を 2|2 の近心隣接面舌側へわずかに延長し，前方への動きを制限した（矢印）

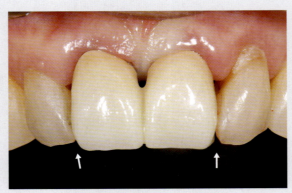

ジルコニアクラウン修復後

2 最後方歯ではない大臼歯部におけるクラウン修復

　大臼歯部の修復計画については，前歯部・小臼歯部の場合と異なり，審美的な観点はそれほど重要にはならない．一方で，咬合力に対する視点が大切になってくる．したがって，修復する大臼歯が最後方歯になっているかどうかで違ってくる．ここでは，第二大臼歯が残存している場合の第一大臼歯などの修復計画をみていく．
　レジンコアに対しては，強度をあまり考慮する必要がないため2ケイ酸リチウム，およびジルコニアの両方が選択できる．メタルコアの場合も同様に考えられるが，2ケイ酸リチウムを選択すると色がやや暗くなる可能性があり，患者には前もって伝えておく必要があるだろう．
　また，ジルコニア材料の接着力については，筆者の臨床実感としては2ケイ酸リチウムより劣ると思われるので，接着を期待した修復については，一考を要する．

症例 1　レジンコア　2ケイ酸リチウム

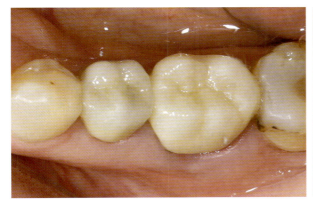
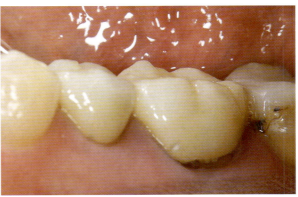

6̅ のレジンコアに対し，2ケイ酸リチウムのクラウンを装着した．なお，5̅ はメタルコアに2ケイ酸リチウムのクラウンを装着しており，レジンコアと比較すると若干暗いこともわかる．

症例 2   レジンコア   ジルコニア

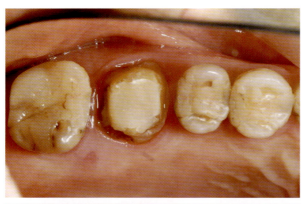

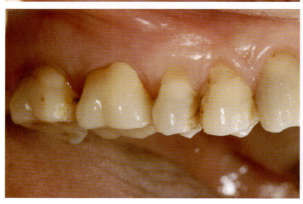

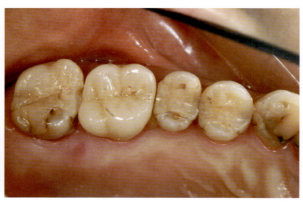

　6⏊のレジンコアに対し，近年の混合組成積層型ジルコニアを加工したクラウンを装着した．本症例は上顎の第一大臼歯であり，形成後も維持力に十分な歯冠長を確保しながらも咬合面の厚みは十分に取れ，エナメル部では高透光性，歯冠部・歯頸部では高強度を有する加工デザインが可能であった．そのため，症例1（41ページ）と同様に，透明感および全体の色調は隣在歯と遜色ないものとなった．

症例 3 メタルコア 2ケイ酸リチウム

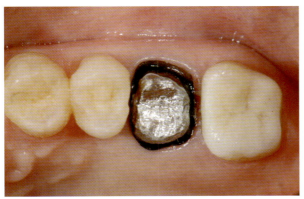
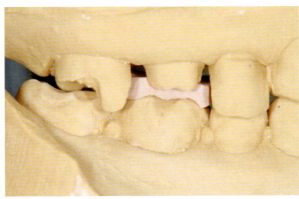

術前

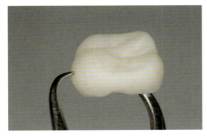
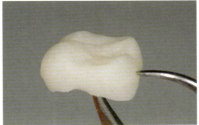
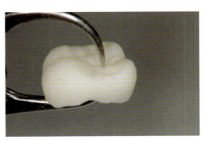

　本症例では舌側部2.3mm，頬側部2.0mm，咬合面部1.8mmとることができた．上顎であるために形成後の歯冠長は4mm以上とれたが，部位によってはクラウンの保持が難しい．

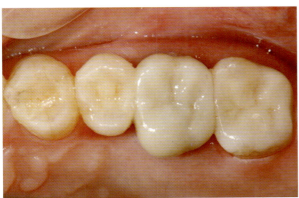
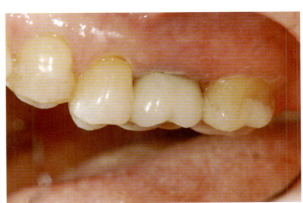

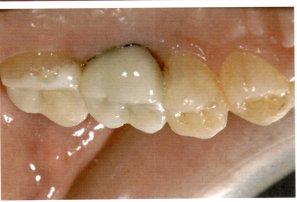

　6⏌のメタルコアに対し，2ケイ酸リチウムのクラウンを装着した．歯の変色も強い患者であり，かなりマスキングはできたが，頬舌側ともに歯頸部の厚みは2mm以下のため，やや歯の色の暗さは残る．なお，清掃性を考えると，大臼歯部のマージンは縁上にすべきと考える．

症例 4 メタルコア ジルコニア

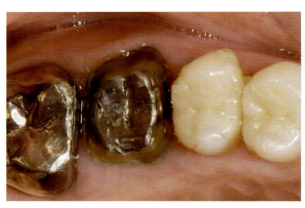
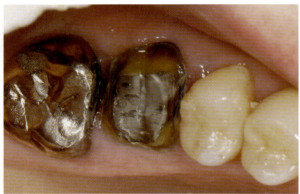

　接着処理のためサンドブラストを行った．この後，メタルプライマーおよびボンディング剤の塗布を行い，レジンセメントを使って接着する．

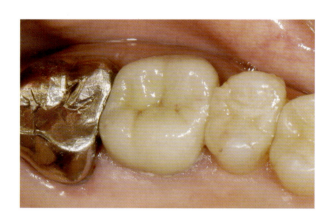

　1.6mm以上という十分な咬合面の厚みがあれば，メタルコアの色および歯の変色をマスキングできる（参考症例1）．

参考症例 1　不十分なメタルコアのマスキング

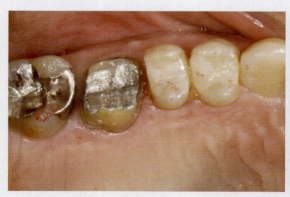
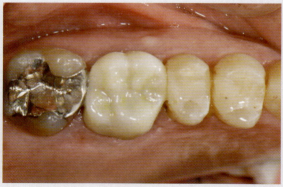

　6̄ はメタルコアであった．ジルコニアクラウンは咬合面中央溝付近の厚さが1.6mmなく，メタルの色をマスキングできていないため暗い

> **参考症例 2** 最後方歯ではない大臼歯部でも，咬合力の影響を受けることがある

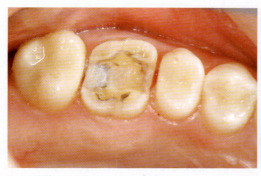
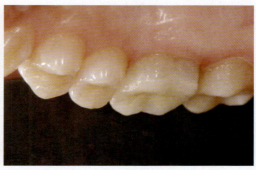

２ケイ酸リチウムにて，無髄歯のオンレー修復を行った

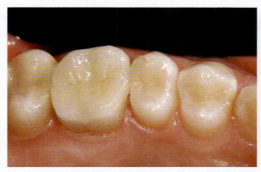
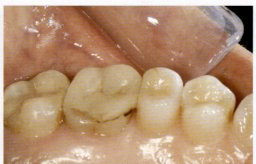

装着6年後に機能咬頭にチッピングが見られた

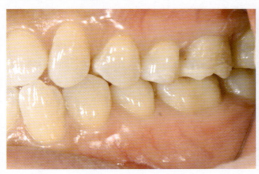
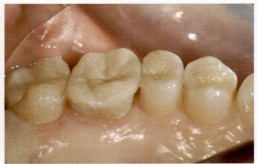

ジルコニアにて再製作を行った

|6 のオンレー修復の際，当初は２ケイ酸リチウムにて製作していたが，機能咬頭のチッピングが見られたため，ジルコニアにて再製作を行った．接着に問題がなければ，強度の高いジルコニアが優位と考える．接着にやや不安が残るが，患者の同意を得て試験的に行った症例である．接着に依存するこのようなオンレーデザインの場合，側方の咬合力を考えるとき，動的咬合接触関係は犬歯誘導か小臼歯までの部分的グループファンクションとして，大臼歯に側方力が生じないことを確認したい．本症例では動的咬合接触関係に問題はなかったが，約1年半後に一度脱離し，再度サンドブラストなどの接着処理を施し再接着を行い，約1年半を経過している．

文献
岡村光信，築山能大．歯内療法を行った歯に対するMIを考慮したオールセラミック部分修復．歯界展望．2008；111(2-3)：271-279，547-552．

3 最後方歯となる大臼歯部におけるクラウン修復

　第二大臼歯，あるいは第二大臼歯欠損症例における第一大臼歯などの場合，最後方歯として咬合力を担うため，修復物の強度を優先して考えなければいけない．したがって，レジンコア，メタルコアどちらの場合もジルコニアが第一選択となる．

症例1　レジンコア　ジルコニア

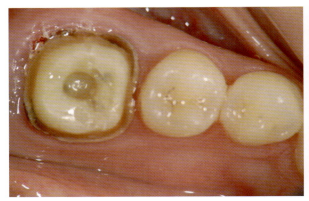
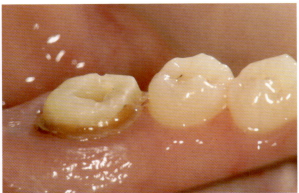
術前

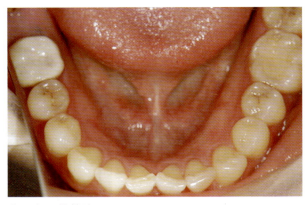
クラウン装着時

　6⏌のレジンコアに対し，ステイニングしたジルコニアのクラウンを装着した．形成後の歯冠長が約3mmのため維持不足であり，維持孔を形成して咬合時の側方力に対しての抵抗を図った．選択したジルコニアは透明度に欠ける素材であったため，審美的には妥協せざるをえない．

　CAD/CAM加工用のバーによって加工しやすいように，維持孔の大きさ，特に直径に関しては，メタル鋳造のとき（φ2mm程度）に比較し，できるかぎり大きいほうがよい．

　次ページ参考症例で示すように，維持力は鋳造冠ほど期待できない．

症例 2　メタルコア　ジルコニア

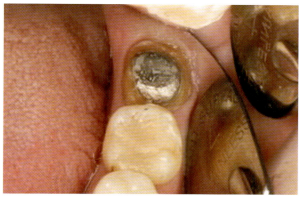

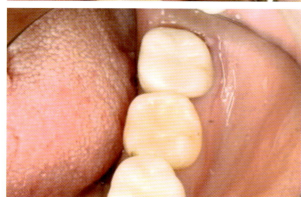
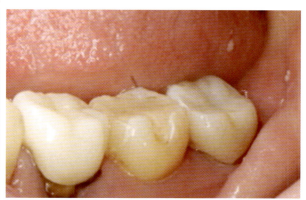

ジルコニアクラウンの厚さが1.6mmあるため，メタルコアの色はマスキングできている．

参考症例　オンレー修復であっても，最後方歯の場合はジルコニアを選択する

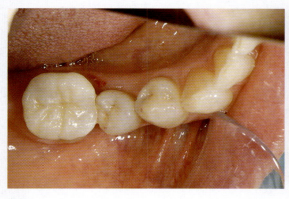
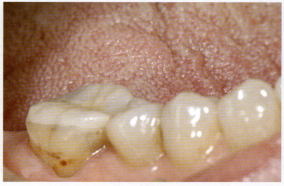

　有髄歯に対して，ジルコニアのオンレー修復を行い，装着後1年経過時．最後方歯には必ずジルコニアを選択すべきである．
　ただし，2ケイ酸リチウムに比較して強度は優るが，接着力は劣るので，脱離，再装着の可能性があることを憶えておきたい．部分被覆鋳造冠の維持に関わるグルーブやボックスなどの側方力による抵抗形態の精密な再現は，CAD/CAMバーによるミリング加工では難しいためである．

4 前歯を含むブリッジ修復

　前歯を含むブリッジにおける修復計画は，前歯部・小臼歯部クラウンと同様に審美的な観点が重要となる．したがって，レジンコアに対しては2ケイ酸リチウムおよびジルコニアの両方を，メタルコアの場合はジルコニアを選択すべきであろう．

症例 1 　前歯部　天然歯支台　&　小臼歯部　メタルコア　ジルコニア

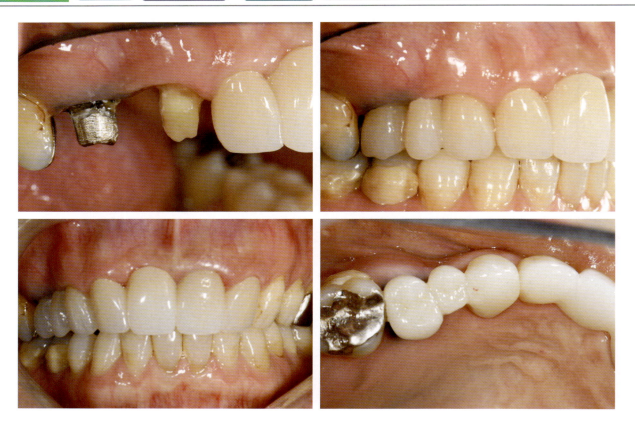

　本症例では，犬歯ガイドおよび小臼歯欠損を含む ⑤4③ のブリッジであるため，ジルコニア材料を選択した．2ケイ酸リチウム材料の選択もありうるが，ポンティック接合部の面積，特に頰舌径（横）より下部鼓形空隙（縦）の大きさに注意しながら，上顎の歯でもあるので，高径（縦）の長さを十分にとることが必要である．

症例 2　前歯部　天然歯支台 ＆ 小臼歯部　メタルコア　2ケイ酸リチウム → ジルコニア

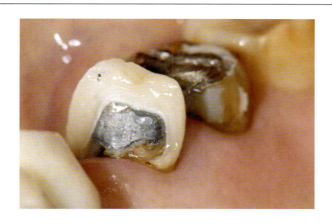

|4 の欠損に対し，|3④⑤⑥ の2ケイ酸リチウムでのブリッジを製作，装着したが，4年半経過時，|34 接合部の破折で来院された．

2ケイ酸リチウムによる|3④⑤⑥ ブリッジを除去した際，|5 はクラウンを細かく分断しなければならないほど，メタルコアに強固に接着していた（装着時には，メタルコアに対してサンドブラスト，エッチング，メタルプライマー，ボンディング処理を，ブリッジ内面にはフッ酸，セラミックプライマー処理と接着処理を施していた）．

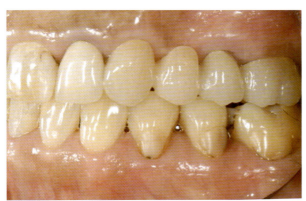
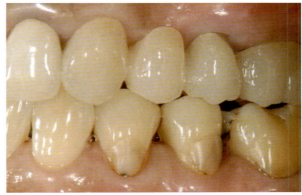
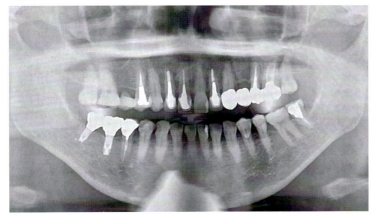

前歯部は審美的な観点が重視されるが，本症例のように小臼歯および大臼歯も含めた修復計画では，咬合力も考慮すべきであり，ジルコニアにより|3④⑤⑥ ブリッジを再製作した．

症例 3　前歯部　天然歯支台 & 小臼歯部　メタルコア　ジルコニア

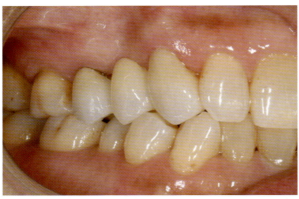
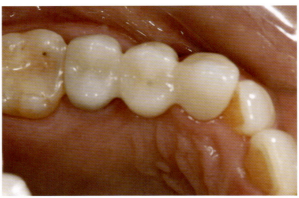
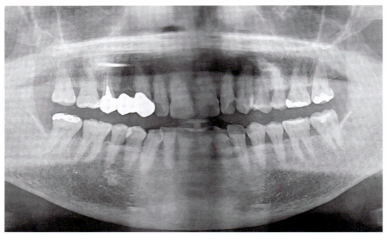

　以前は ⑤④③| ブリッジを陶材前装用ジルコニアで製作し，咬合面は鏡面研磨のみで対応していた．その後，モノリシックジルコニアにより再製作．5| はメタルコアではあるが，頬側部の厚みは1.5mmあるため，メタルカラーは十分にマスキングされているが，咬合面においてはポンテックと比較すると一番薄い裂溝の部分でやや暗さが残る（24〜30ページ参照）．

参考症例 1　延長ブリッジ

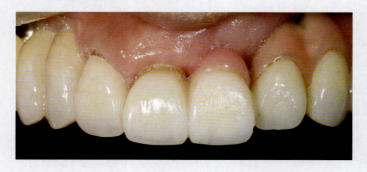

　②①|1 の延長ブリッジ．なお，以前に装着した |2〜6 はインプラントブリッジで骨欠損が大きいため，歯肉を作っている．今回も |1 は破折していたため骨欠損が大きく，隣在歯と合わせ歯肉付きのブリッジとした．

文献
矢谷博文．オールセラミックカンチレバーブリッジの生存率と合併症：文献的レビュー．日補綴会誌．2020；12（3）；209-224．

4 前歯を含むブリッジ修復

症例 4 前歯部 メタルコア 2ケイ酸リチウム

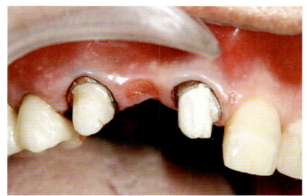
レジンによる支台歯のマスキング

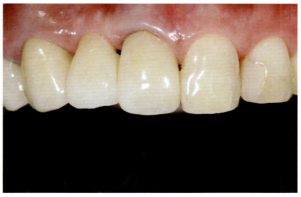
製作したブリッジ．唇側は厚さ2mm以上

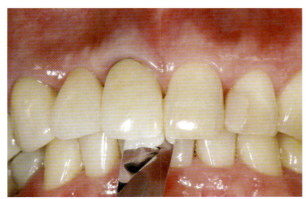
アンテリアカップリングの確認

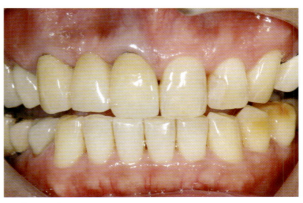
32|間の破折

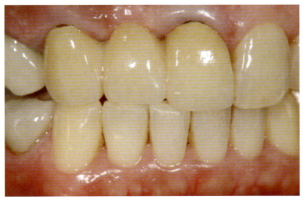
2ケイ酸リチウムによる再製作

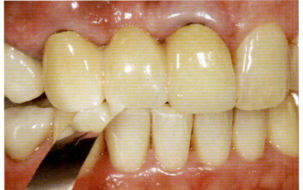
ガイドの変更

　31|のメタルコアにオペークレジンを施し，2ケイ酸リチウムのブリッジを装着したが，32|間の破折が起こった．破折の原因として，作業側のガイドが 2|のポンティックであったこと，アンテリアカップリングが付与されていなかったため咬頭嵌合位の接触が緊密であったことが考えられる．そこで今回は，前歯部は厚さ12μmのオクルーザルレジストレーションストリップスが抜ける程度のアンテリアカップリングを作った．側方運動のガイドは32|とし，2|の形態よりガイドを優先させるようにして2ケイ酸リチウムにより再製作を行った．

| 4 | 前歯を含むブリッジ修復 |

| 参考症例 | 2 | ポンティックをジルコニアにした接着性ブリッジ |

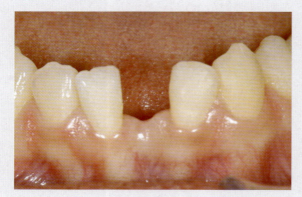

術前

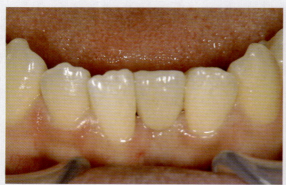
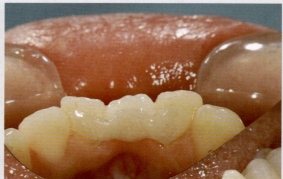

1|のポンティックをジルコニアで製作　舌側面の接着面積は可能な限り広く設計する

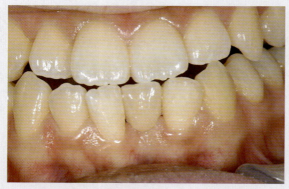

前方側方で切縁が接触しないように調整する

　コンポジットレジンによるポンティックで接着性ブリッジを装着していたが，隣接面が破折したためジルコニアにより再製作を行った．表面処理はサンドブラスト，セラミックプライマーなどの接着処理を行い，レジンセメントによる接着により，より審美的な修復物の装着が可能になった．なお，ジルコニア接着性ブリッジについては，以下の文献を参考にされたい．

文献
矢谷博文．オールセラミックカンチレバーブリッジの生存率と合併症：文献的レビュー．日補綴会誌．2020；12（3）；209-224．

5　臼歯部を支台とするブリッジ修復

　臼歯部を支台とするブリッジの修復では，現状ではジルコニアを選択すべきであろう．ここでは，2ケイ酸リチウムによるブリッジを製作したものの，強度が原因と考えられる破折が起きたため，ジルコニアで再製作を行った症例も呈示する．設計については 17～19 ページも参考にされたい．

症例 1　天然歯支台　ジルコニア

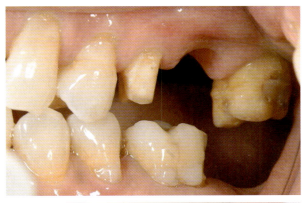
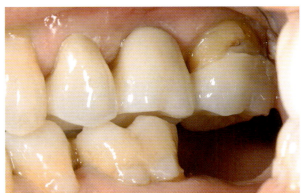
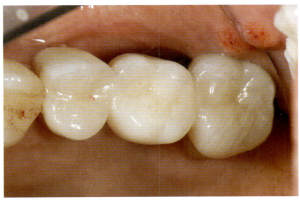

　7┘部が欠損となっているため，6┘のポンティック部に大きな咬合力がかかることが予想される．7┘に歯根露出があり，生活歯のため形成は縁上マージンとしたが，67┘間ポンティック部の面積をもう少し大きくするために，露出部歯根表面までマージン形成を行うべきであったかもしれない．

症例 2 レジンコア ジルコニア

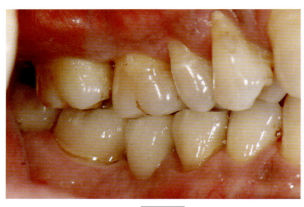
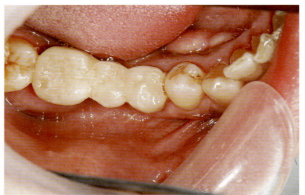

2ケイ酸リチウムによる ⑥5④ ブリッジ装着2年後に，⑥5 ポンティック接合部の破折を認めた

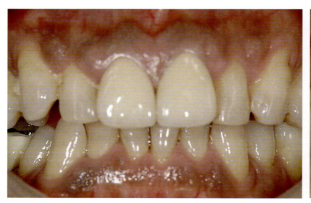
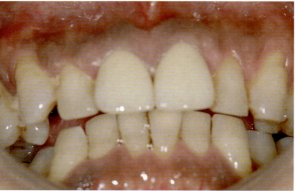

前歯部はオープンバイトで咬合は安定しておらず，臼歯部への負担が想定される

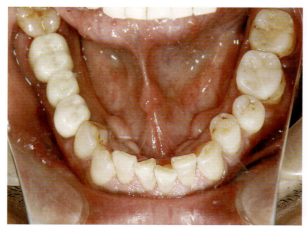
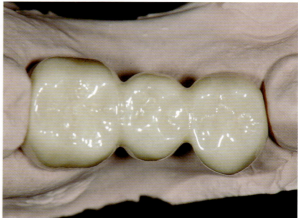

ジルコニアで再製作を行い，頬側面はステイニング，咬合面は対合の天然歯の咬耗を考慮して鏡面研磨のみとした（製作当時は，まだジルコニア陶材前装冠が主流であった）

⑥5④ ブリッジの破折により，ジルコニアで再製作を行った．本症例のように咬合が安定していない場合，特に臼歯部への負担は大きくなり，ジルコニアの意義は大きいだろう．

5 臼歯部を支台とするブリッジ修復

症例 3 メタルコア ジルコニア

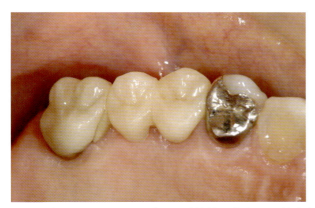

2ケイ酸リチウムによるブリッジ装着2年経過で接合部が破折

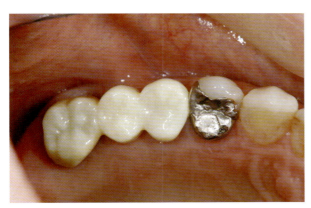

ジルコニアによる再製作

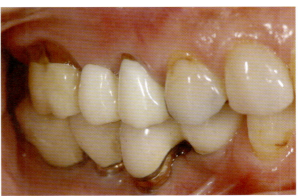

 ⑥5④ に2ケイ酸リチウムによるブリッジを装着したが，装着2年後に接合部が破折したため，ジルコニアで再製作を行った．2ケイ酸リチウムによる小臼歯と大臼歯におけるブリッジは，他の症例においても装着後ほぼ2年経過時に大臼歯接合部での破折を経験した．17～19ページなども参考にしながら，歯科技工士と症例の検討を十分に行い，特に下顎第二大臼歯において歯冠長が短い症例では，接合部面積に加え接合部の高さの延長を考慮し，クラウンレングスニングなどの術前の外科処置が必須となる場合もある．

 おわりに，オールセラミック修復においては，歯科医師，歯科技工士は十分にその材料知識を把握し，相互のコミュニケーションをとることが必須であることを強調したい．

【著者略歴】
岡村 光信（おかむら みつのぶ）
1977年　　　　九州歯科大学卒業
1977～1978年　福岡歯科大学第2口腔外科 助手
1978～1980年　広島市五反田歯科 勤務
1980～1989年　福岡市東区岡村歯科医院 開業
1989～1991年　米国インディアナ州立大学補綴科 客員研究員
1991～1993年　同 補綴科大学院 修了
1994年～　　　福岡市博多区岡村歯科医院 開業

伴 清治（ばん せいじ）
1976年　　　　名古屋工業大学大学院工学研究科修士課程 修了
1982～1988年　愛知学院大学歯学部歯科理工学教室 助手
1988～1989年　フロリダ大学歯学部 客員講師
1988～2001年　愛知学院大学歯学部歯科理工学教室 講師
2001～2003年　鹿児島大学歯学部歯科理工学講座 教授
2003～2010年　鹿児島大学大学院医歯学総合研究科 教授
2010年～　　　愛知学院大学歯学部歯科理工学講座 非常勤講師（教授級）

宇佐美 秀明（うさみ ひであき）
2007年　福岡医科歯科技術専門学校 卒業
2007年　埼玉県有限会社アイセラミック 勤務
2012年　福岡県岡村歯科医院 勤務
2018年　福岡県株式会社 A-style 勤務
2021年　福岡県早良区 color 開業

モノリシックセラミック修復ガイドブック　　ISBN978-4-263-46183-9

2025年3月25日　第1版第1刷発行

編著者　岡　村　光　信
発行者　白　石　泰　夫
発行所　医歯薬出版株式会社
〒113-8612　東京都文京区本駒込1-7-10
TEL. (03)5395-7634(編集)・7630(販売)
FAX. (03)5395-7639(編集)・7633(販売)
https://www.ishiyaku.co.jp/
郵便振替番号 00190-5-13816

乱丁, 落丁の際はお取り替えいたします　　印刷・教文堂／製本・愛千製本所
© Ishiyaku Publishers, Inc., 2025. Printed in Japan

本書の複製権・翻訳権・翻案権・上映権・譲渡権・貸与権・公衆送信権（送信可能化権を含む）・口述権は, 医歯薬出版(株)が保有します.
本書を無断で複製する行為（コピー, スキャン, デジタルデータ化など）は,「私的使用のための複製」などの著作権法上の限られた例外を除き禁じられています. また私的使用に該当する場合であっても, 請負業者等の第三者に依頼し上記の行為を行うことは違法となります.

JCOPY ＜出版者著作権管理機構 委託出版物＞
本書をコピーやスキャン等により複製される場合は, そのつど事前に出版者著作権管理機構(電話 03-5244-5088, FAX 03-5244-5089, e-mail : info@jcopy.or.jp)の許諾を得てください.

yula

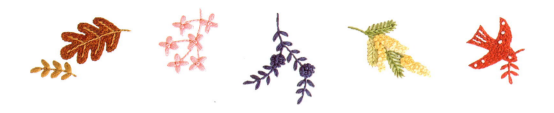

yulaのカラーブック

暮らしを彩る14色の刺繍物語

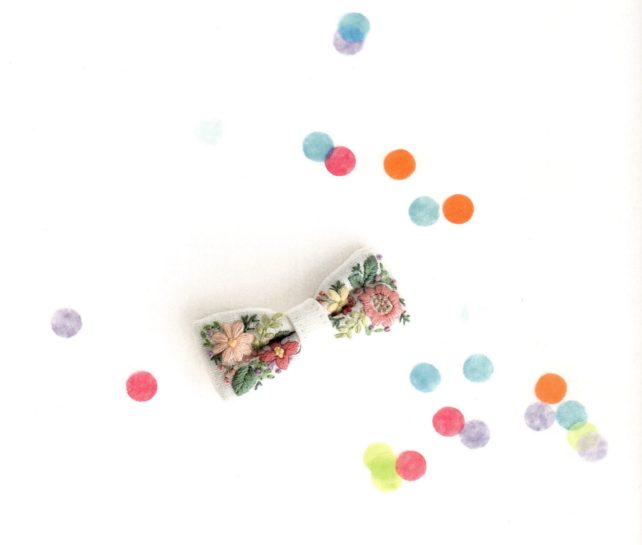

刺繡で表現する多彩な花の世界をお届けします